ESSAIS

SUR LES

MALADIES HÉRÉDITAIRES.

DE L'IMPRIMERIE DE LEFEBVRE, RUE DE BOURBON, N°. 11.

ESSAIS

SUR LES

MALADIES HÉRÉDITAIRES,

Considérées sous les rapports de leur nature, de leur origine ou formation; de leur transmission; des moyens d'en prévenir la transmission; de corriger ou détruire les dispositions à ces maladies, et d'en empêcher le développement; enfin, du traitement qu'elles reclament, une fois qu'elles sont développées.

Par A. PETIT,

DOCTEUR EN MÉDECINE DE LA FACULTÉ DE PARIS;

Membre du Conseil de Salubrité publique et de la société de Médecine de la même ville, Chevalier de l'Ordre royal de la Légion d'Honneur.

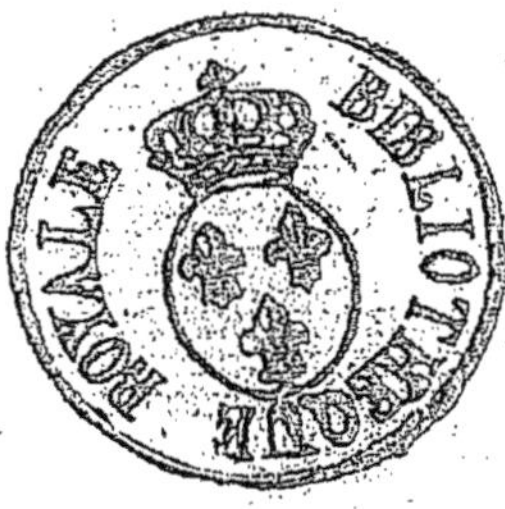

La santé est le premier des biens, et chacun se conduit comme s'il croyait le contraire.

A PARIS,

CHEZ GABON, LIBRAIRE, rue de l'École de Médecine.

1817.

PRÉFACE.

L'HOMME, toujours occupé à agrandir son existence, crée des objets nouveaux, ou s'attache à perfectionner tout ce qui l'entoure. Ainsi, par la culture, il rend fertile une terre ingrate ; il obtient d'un sol des productions qui lui étaient étrangères ; il rapproche les régions ; il confond les climats. Partout, les animaux domestiques sont l'objet constant de sa sollicitude : il donne tous ses soins à en améliorer les espèces : dans cette vue, il les place au milieu des circonstances les plus favorables à leur développement ; il en croise les races ; il choisit les étalons, et réunit en couple les individus qui, par leur vigueur et la beauté de leurs formes, paraissent les plus propres à reproduire une belle espèce. Seul, il semble s'oublier au milieu de l'univers. La plupart des gouvernemens même se sont peu occupés des hommes, sous le rapport physique, depuis que la force corporelle n'est plus, pour le succès des combats, qu'une circonstance tout-à-fait secondaire.

Cette espèce d'insouciance, ou plutôt d'incurie, est une des causes principales de la dégénération de l'espèce humaine, que l'on observe dans les grandes villes, et de la dépopulation qui en est la suite nécessaire : car, sans parler d'une foule de causes qui se réunissent dans ces grands foyers pour dégrader les générations et détruire les individus, nulle part on n'observe plus de maladies héréditaires, parce que la fortune, présidant presque seule à l'union conjugale, on s'inquiète peu du sort des enfans qui en doivent naître. On veut jouir et leur laisser de riches héritages. Qu'importe, en effet, qu'ils traînent une vie languissante, pourvu qu'ils puissent se procurer tous les plaisirs du monde. La santé, dit-on, est le premier des biens ; cependant nous voyons que chacun se conduit comme s'il croyait le contraire.

En publiant cet opuscule sur les maladies héréditaires, nous avons, surtout, eu en vue d'être utile aux gens du monde, moins en leur disant ce qu'il faut faire, qu'en leur faisant sentir la nécessité de consulter un médecin éclairé, relativement à la conduite qu'ils devront tenir, soit par rapport à eux-mêmes, soit par rapport à leurs enfans. Nous aurons atteint le but que nous nous sommes proposé, si les pères et mères, plus jaloux du véritable bonheur de leurs descendans, se déterminent enfin à compter la santé pour quelque chose, et s'attachent, en conséquence, à extirper de leur famille les germes de maladies héréditaires qui pourraient y exister, et à en prévenir l'introduction, par un choix convenable des alliances qu'ils feront contracter à leurs enfans.

Nous ne dirons rien, ni du plan que nous avons suivi dans cette légère esquisse, ni du point de vue sous lequel nous avons cru devoir envisager les maladies héré-

ditaires. L'ouvrage est si peu volumineux,
que le lecteur se passera facilement de ce
faible secours , au moyen duquel beaucoup d'auteurs lui épargnent la peine de
lire leur ouvrage , ou le mettent dans le
cas de regretter le temps qu'il a passé à
le lire.

ESSAIS

SUR LES

MALADIES HÉRÉDITAIRES.

PREMIÈRE PARTIE.

Nous appelons *maladies héréditaires*, celles qui reconnaissent, pour cause première, un état particulier de l'organisation, que les parens qui ont été sujets à ces maladies, transmettent à leurs descendans par voie de génération.

Un des caractères essentiels des maladies héréditaires, c'est de se manifester, en général, chez les descendans, au même âge, à la même époque et au milieu des mêmes circonstances que chez les parens qui en ont été affectés; ainsi, un enfant, né d'un père phtisique, mort à l'âge de trente ans, éprouvera, à l'approche de cet âge, et s'il se trouve placé dans une situation analogue, les phénomènes précurseurs de la même maladie qui bientôt se développera, et parcourra ses périodes, en suivant une marche semblable à celle qu'elle a affectée chez le père.

Un concours de circonstances particulières peut, néanmoins, accélérer ou retarder le développement de la maladie; et il peut aussi se faire que le défaut absolu, ou même partiel, des circonstances qui ont favorisé le développement de la maladie chez le père, ne permette pas qu'elle se développe chez l'enfant, quoiqu'il en ait reçu la disposition en héritage. Ce n'est qu'en considérant les maladies héréditaires sous ce rapport, que l'on peut expliquer pourquoi souvent une génération entière est exempte d'une maladie héréditaire, que l'on voit se manifester chez la génération suivante; pourquoi dans une même famille, cette maladie n'atteint que quelques individus, et pourquoi il paraît tenir à la nature de plusieurs d'entre elles, d'attaquer plutôt un sexe que l'autre.

La distinction des causes des maladies en prédisposantes et efficientes, distinction lumineuse, établie par le Père de la médecine, et qui repose toute entière sur les faits, sera toujours une des sources fécondes, où le médecin habile puisera les notions les plus positives, soit, pour se rendre compte de la formation des maladies, soit, pour en prévenir le développement ou en diriger le traitement d'une manière convenable, une fois qu'elles sont développées.

La connaissance de cette double cause nous paraît d'autant plus essentielle, qu'elle seule peut nous guider, avec sûreté, dans le choix des moyens propres à prévenir les maladies, de quelque nature qu'elles soient; mais notre but n'étant ici que de nous occuper des maladies héréditaires, nous ferons voir, par la suite, combien cette connaissance est, surtout,

importante pour ces maladies, en particulier.

Distinction des maladies héréditaires d'avec celles qu'on appelle connées.

Cette distinction est très-importante,
et cependant elle ne paraît avoir été établie, jusqu'à ce jour, que d'une manière
bien peu satisfaisante. Par maladies *connées* on doit entendre celles que la mère
communique à l'enfant, pendant la gestation, ou qui se développent spontanément pendant qu'il est encore dans son
sein : dans ce cas, l'enfant vient au
monde, atteint de la maladie, qui s'est
développée avant qu'il ait vu le jour, ou
avec des traces qui annoncent sa préexis-
tence. A ce genre de maladie, on peut
rapporter les différentes taches de la
peau, auxquelles on donne communé-
ment le nom d'envies, et particulièrement celles qui sont, en quelque sorte, le
premier germe des tumeurs fongueuses,
variqueuses, connues plus généralement

aujourd'hui, sous le nom *de fongus hé-matodes*. La siphilis, dans certains cas, peut être regardée comme une maladie connée. Avant que la vaccine fût connue, on a été plusieurs fois dans le cas de voir des enfans qui venaient au monde avec la petite vérole, qu'ils avaient reçue de leur mère. C'est aussi au genre des maladies connées que l'on doit rapporter les diverses mutilations, avec lesquelles les enfans viennent au monde, lorsque les parties mutilées présentent de véritables cicatrices. Ainsi, par maladies *connées*, nous désignons celles qui, attaquant la mère pendant sa grossesse, attaquent aussi le fœtus, ou lui portent, au moins, une impression remarquable; et celles qui, indépendamment de la mère, se développent chez le fœtus seulement, sans que l'état de la mère paraisse avoir eu la moindre influence sur leur production.

D'après ce que nous venons de dire, les maladies *connées* se distinguent donc des maladies *héréditaires*, en ce que les enfans apportent les premières en naissant, et qu'elles ne leur ont point été communiquées dans l'acte de la génération ; c'est - à - dire, qu'elles sont une production accidentelle et non le résultat du développement d'une certaine disposition organique, transmise par voie de génération, ce qui caractérise essentiellement les maladies que nous avons désignées sous le nom d'héréditaires. Néanmoins, on conçoit qu'une maladie pourrait être, à la fois, connée et héréditaire, si un concours de circonstances favorables venait à agir pendant la grossesse, pour développer chez le fœtus une maladie dont la disposition lui aurait été transmise dans l'acte de la génération.

Les maladies que la nourrice communique à son nourrisson pendant l'allaitement, nous semblent avoir un caractère analogue à celui des maladies connées ; mais nous croyons aussi que la nourrice

peut transmettre à l'enfant, qu'elle allaite,
des dispositions organiques au développement de certaines maladies qui, sous
ce rapport, pourraient, en quelque sorte,
être assimilées aux maladies héréditaires.
En effet, l'influence de la nourrice sur
l'enfant est de même nature que celle de
la mère sur le fœtus, considéré après le
moment de la fécondation; elle tient aux
mêmes causes : c'est toujours dans leur
corps que se prépare la substance qui
doit servir de nourriture à l'enfant ; la
nature ne fait que changer d'organe pour
sa sécrétion ; seulement, l'influence de la
nourrice doit être moindre, soit, parce
que les organes de l'enfant, déjà plus
formés, sont moins susceptibles d'être in-
fluencés, soit, parce que l'aliment fourni
par la nourrice, moins élaboré que le
sang, dont le fœtusse nourrit, dans le sein
de sa mère, d'une part, participe, moins
de la nature de ses organes, et de l'autre, nécessite une nouvelle élaboration

de la part des organes de l'enfant avant qu'il puisse leur être assimilé.

On ne saurait contester l'influence de la nourrice sur l'enfant ; les exemples en sont assez multipliés : elle s'étend même sur le caractère moral et les passions qui en découlent. « Depuis long-temps, dit Sylvius, j'ai observé que les enfans sucent, avec le lait, le tempérament, aussi-bien que les inclinations que l'on remar-que en eux pendant le cours de leur vie, et que, sous ce double rapport, ils tien-nent autant de leur nourrice que de leur mère ». Les anciens n'avaient pas man-qué de faire cette observation ; et, long-temps avant Sylvius, le divin Virgile, pour peindre le caractère dur et inflexi-ble d'Enée, fait dire à la malheureuse Didon :

Nec tibi diva parens, generis nec Dardanus auctor,
Perfide ; sed duris genuit te cautibus horrens
Caucasus, Ircanœ que admôrunt ubera tigres.

ENÉIDE, liv. IV.

Nous ne dirons cependant pas, comme l'ont avancé plusieurs auteurs, que cette seule considération devrait être un motif bien puissant pour encourager les mères à nourrir leurs enfans ; nous pensons, au contraire, que, dans beaucoup de cas, elle devrait être un motif tout aussi puissant pour les engager à ne point nourrir ; et nous sommes persuadé que cette considération, à laquelle on n'a pas encore attaché toute l'importance qu'elle mérite, peut devenir, pour le médecin une source féconde en moyens hygiéniques, propres à favoriser d'une manière avantageuse le développement physique et moral de l'homme : nous ferons voir par la suite, quelles inductions pratiques on peut en tirer, pour prévenir le développement des maladies héréditaires, et même, jusqu'à un certain point, pour détruire la disposition organique à ces maladies.

Le point de vue sous lequel nous venons d'envisager les affections morbides héréditaires, ne permet pas de regarder comme telles les maladies qui sont le produit d'une constitution faible que les enfans apportent en naissant, quand les parens sont, d'ailleurs, robustes et bien conformés. Dans ce cas, une pareille constitution est, souvent, le résultat, soit, des maladies que la mère a essuyées pendant sa grossesse; soit de la mauvaise qualité ou de l'insuffisance des alimens dont elle a usé; soit des affections morales, tristes et prolongées qu'elle a pu avoir, ou des excès auxquels elle s'est livrée; soit, enfin, d'une vie sédentaire, molle, efféminée, qui débilite tous les organes, *étiole* le corps, et le rend comme une plante de serre chaude, qu'un air pur et frais indispose, et qu'un rayon de soleil incommode. Cette constitution est alors connée et non pas héréditaire, et, conséquemment, les affections morbides qui peuvent en dépendre, manquent du caractère essentiel que nous avons reconnu appartenir aux maladies de ce dernier genre. Ainsi, par exemple, nous ne regarderons pas comme une maladie héréditaire le rachitis qui survient aux enfans nés de parens avancés en âge, ou qui, quoique jeunes, sont d'un tempérament faible et pituiteux, ou épuisés par les travaux, les plaisirs ou les maladies. Il en est de même du scorbut qui est produit par les causes les plus légères chez les enfans dont les parens ont été minés par de longues maladies ou des fièvres-quartes opiniâtres. Nous en dirons autant de l'épilepsie, qui se manifeste chez les enfans d'une constitution frêle, délicate, qu'accompagne ordinairement une extrême maigreur ; ou chez ceux qui, doués d'une assez bonne constitution, ont dû éprouver dans le sein de leur mère un violent ébranlement nerveux, suite nécessaire des secouses produites chez elle par des affections morales subites et profondes, par des frayeurs inattendues.

Nous rejetons aussi de la classe des

maladies héréditaires certaines maladies endémiques qui, comme le goître, tiennent, évidemment, à des causes locales, et non à un vice organique communiqué aux enfans par les parens, vice dont le développement serait facilité par l'action de ces causes. Nous sommes d'autant plus fondé à ne regarder le goître que comme une maladie purement endémique, que ces causes locales seules suffisent pour le faire naître chez la personne la mieux constituée, et qui doit le jour aux parens les plus sains. A la vérité, l'enfant qui naît de parens, déjà affectés du goître, y est plus exposé, s'il naît et vit dans le lieu, où cette maladie est endémique ; mais nous sommes persuadé que l'on doit, au moins, autant rapporter cette disposition aux mêmes causes locales qui ont déjà influencé l'enfant, pendant qu'il était encore dans le sein de sa mère, qu'à un vice organique transmis par le fait même de la génération. Ce qui le prouve d'une manière incontestable, c'est que les personnes qui sont nées dans les pays où le goître est endémique, et qui n'en sont affectées qu'à un faible degré, se délivrent de cette maladie, en habitant d'autres climats, et que les enfans de ceux qui en sont affectés, à un assez haut degré, y naissent et vivent sans qu'elle se manifeste chez eux.

En quoi consiste le caractère héréditaire, ou plutôt comment concevoir la transmission héréditaire des maladies? Cette transmission ayant lieu au moment même de l'acte de la génération, se trouve naturellement liée à cet acte. En conséquence, il paraîtrait naturel, et peut-être nécessaire, de rappeler ici les différentes hypothèses qu'on a créées sur la génération, afin de s'attacher à la plus probable, et de démontrer comment on peut concevoir la manière dont se forment les dispositions organiques qui sont les causes prédisposantes des maladies héréditaires, et la véritable raison de leur transmission. Mais un voile impénétrable couvre encore à nos yeux le secret de la génération. Quoi ! choisir entre des hypothèses pour expliquer un fait , et pour quel résultat ! la vie toute entière nous est encore inconnue. Comment pourrions-nous espérer en découvrir la source première , et avec elle les phéno-mènes variés dont les causes remontent et se rattachent à cette source même ?

L'opinion la plus généralement reçue , sur la nature des maladies héréditaires , c'est qu'elle consiste dans un virus parti-culier que les parens transmettent aux en-fans , au moment de la génération , et qui , par la suite , produit chez eux la même maladie. Ce n'est point notre sentiment.

Nous sommes même porté à nier com-plétement l'existence des virus , en tant qu'on les considère comme pouvant exis-ter plus ou moins long-temps dans l'éco-nomie, et se transmettre d'une génération à une autre sans se manifester qu'après un laps de temps déterminé , et au milieu d'un ordre particulier de circonstances favorables. Nous allons développer notre pensée à cet égard, et nous espérons démontrer, d'une manière évidente, que tout cet échafaudage théorique, établi sur la prétendue existence des virus, n'est qu'un mensonge de l'imagination, qui a donné une sorte de corps, si nous pouvons ainsi parler, à un certain ordre constant de phénomènes morbifiques, ou plutôt, qui lui a fait supposer une cause matérielle particulière, productrice de ces phénomènes.

Comment, en effet, concevoir l'existence d'une cause matérielle particulière qui resterait enfermée pendant des années dans l'économie, sans manifester son action? comment, surtout, concevoir la transmission de cette cause d'une génération à l'autre? la raison s'y refuse, ou il faudrait, pour être conséquent, rejeter les phénomènes primitifs et essentiels de l'économie vivante, nous voulons dire la nutrition et l'excrétion des matériaux qui ont servi, pendant quelque temps, à cons-

tituer les organes. En effet, si on admet
que les corps vivans ne prolongent leur
existence qu'en renouvelant les moyens
par lesquels ils existent, on ne saurait admettre une cause matérielle qui
resterait intacte pendant des années
au milieu de la destruction et du re-
nouvellement universel qui sans cesse
s'opèrent au sein de l'organisation; ou
bien, il faudrait supposer que ces causes
subissent, pendant long-temps, une sorte
d'assimilation qui enchaîne leur action
malfaisante, et les constituent parties organiques, jusqu'à ce que, par un concours de circonstances particulières, elles
se trouvent enfin dégagées de tout lien,
et que rendues, en quelque façon, à leur
propre nature, elles attaquent les organes mêmes dont elles ont primitive-
ment fait partie; mais, dans cette supposition même, il faudrait admettre que
ces causes, pour s'assimiler, subissent une
élaboration quelconque qui les dénature,
que leurs élémens se détruisent et se re-

nouvellent en formant d'autres combinaisons, et qu'enfin il arrive un moment où, reprenant leur état primitif, elles deviennent susceptibles d'agir comme cause morbifique. Ainsi, à proprement parler, les virus n'existeraient pas, puisqu'ils seraient dénaturés; seulement, il y aurait, dans l'économie, tous les élémens propres à les produire, et leur développement, lorsqu'il a lieu, ne serait, en dernier résultat, qu'une suite nécessaire d'une certaine disposition organique primitive, mise en jeu par un concours de circonstances favorables.

Il se présente ici une objection importante à résoudre. Vous niez, nous dira-t-on, l'existence des virus héréditaires, et cependant plusieurs des maladies qui sont généralement reconnues pour être transmissibles par voie de génération, ont, comme un de leurs caractères essentiels, la propriété de fournir un virus, c'est-à-dire, un principe ou cause matérielle qui, inoculé chez un sujet sain.

d'ailleurs, y fait naître la même maladie : il faut donc pour cela que le virus existe, et conséquemment qu'il ait été transmis. Il y a plus, ce virus semble, dans quelque cas, susceptible d'être attaqué et détruit immédiatement, par des moyens particuliers qui le saisissent, pour ainsi dire, jusque dans ses derniers retranchemens, et en détruisent l'action malfaisante.

Pour répondre à cette objection d'une manière satisfaisante, il suffira d'examiner comment se comportent les maladies héréditaires qui sont susceptibles de fournir, par leur développement, un virus capable de propager la maladie, au moyen d'une inoculation quelconque; 1°. ces maladies, comme les autres maladies héréditaires, présentent, en général, la même marche, et affectent les mêmes organes dans les enfans que chez les parens ; 2°. elles ne se développent ordinairement qu'à des époques fixes, qui sont celles où la maladie a existé chez

les parens ; 3°. cette époque correspond,
dans le plus grand nombre de cas, à celle
de la plus grande activité de l'organe qui
en devient le siége ; 4°. le virus qu'elles
fournissent, loin de paraître faire partie
essentielle de la maladie, ne semble en
être que le résultat ou produit, et ce résultat n'a lieu qu'après une certaine série
de phénomènes morbifiques, que l'on
pourrait regarder comme les agens qui
concourent à sa production ; 5°. enfin,
si l'on considère que les virus , quels
qu'ils soient, lorsqu'on les inocule , ne
peuvent reproduire la maladie qui leur
a donné naissance , qu'autant qu'ils ren-
contrent l'économie, dans certaines conditions déterminées, et que tous ont besoin d'une sorte d'incubation avant de
pouvoir agir d'une manière efficace ; on
se convaincra qu'ils ne peuvent pénétrer
dans l'économie, et , surtout , y séjourner
sans être dénaturés , et que, conséquemment, leur transmission à l'état de virus ,
par voie de génération , est impossible.

Un virus quelconque, du moment où il a pénétré dans l'économie, change de nature en se combinant avec les organes ; et de cette combinaison nouvelle résulte des mouvemens nouveaux, une autre série de phénomènes et des produits particuliers. S'il en était autrement, le même virus déterminerait toujours la même forme de maladie, et serait toujours attaquable et destructible par les mêmes moyens ; or, l'expérience prouve le contraire. La siphilis, par exemple, doit, sans contredit, son existence à l'action d'un virus particulier ; et, cependant, quelle variété dans la forme des phénomènes morbifiques qu'il fait naître ! quelle variété dans les produits qui en résultent ! quelle variété enfin dans les moyens qu'on est quelquefois obligé d'employer, pour ramener l'économie à son état naturel de santé. C'est donc en modifiant l'économie entière, en changeant la disposition organique des parties, par des combinaisons intimes qu'il

forme avec elle, qu'un virus devient susceptible, nous ne dirons pas d'être transmis, mais de séjourner, en apparence,
plus ou moins long-temps chez un individu, sans qu'il se manifeste aucun symptôme de maladie, et de passer même à
ses descendans, lorsque la santé dont il
jouit peut lui permettre de croire qu'il
est actuellement exempt de tout germe
de maladie. Ainsi, en dernière analyse,
c'est toujours par la transmission d'une
certaine disposition organique que les
maladies héréditaires passent d'une génération à l'autre, quelle que soit d'ailleurs la nature de ces maladies ; et ce
n'est qu'en changeant cette disposition
organique que l'on peut prévenir le développement de la maladie, et en empêcher la transmission par voie de génération. D'après ce que nous venons de
dire, la rougeole, et, surtout, la petite
vérole, que l'on a regardées, jusqu'à pré-
sent comme produites par un virus particulier, seraient véritablement des ma-

ladies héréditaires qui se développent
spontanément, par un concours de circonstances particulières, et se propagent
ensuite par contact. On sait qu'un simple
mouvement fébrile, sans éruption, ou
avec éruption de quelques boutons seulement, suffisait pour garantir l'individu
d'une nouvelle apparition de variole,
aussi-bien que la variole la plus abon-
dante en boutons. On sait aussi que certaines familles n'étaient point sujettes
à cette maladie, tandis que d'autres
étaient exposées à l'avoir deux fois. Il
fallait donc qu'il y eût une disposition
organique qui, se transmettant par voie
de génération, rendît un individu apte à
l'avoir une ou deux fois; tandis que l'autre, qui manquait de cette disposition, en
était entièrement à l'abri. Lorsque le
simple mouvement fébrile suffisait pour
garantir complétement de la petite vérole,
il ne pouvait certainement le faire qu'en
changeant cette disposition organique;
c'est même, de cette manière, seulement

qu'il est possible de concevoir comment la vaccine peut préserver de cette maladie.

S'il pouvait rester quelques doutes sur l'opinion que nous venons d'émettre, relativement aux maladies héréditaires, il suffirait de rappeler un fait pratique qui a été observé dès la plus haute antiquité, c'est que les enfans, qui ont le plus de ressemblance avec leurs parens, sont aussi ceux chez lesquels les maladies héréditaires s'observent le plus ordinairement ; or, ce fait n'aurait pas lieu si la transmission de la maladie se faisait par le moyen d'un virus ; tous les enfans devraient alors y être également sujets. On pourrait encore demander, dans cette supposition, pourquoi certaines maladies héréditaires affectent un sexe préférablement à l'autre, et dans le même sexe un tempérament plutôt qu'un autre.

CONCLUSION. De tout ce qui précède, nous sommes donc autorisé à conclure que les maladies héréditaires ne proviennent pas d'un virus qui se transmet par voie de génération ; mais d'une certaine disposition organique que les enfans reçoivent de leurs parens, comme ils en tiennent la ressemblance physique et morale.

DEUXIÈME PARTIE.

MAINTENANT que nous sommes fixé sur le véritable caractère des maladies héréditaires, voyons à quelles sortes d'affections morbides appartient ce caractère. Il semblerait, au premier abord, qu'il peut appartenir à la plupart des nombreuses maladies qui affligent l'espèce humaine : cependant, à l'exception de la variole, et, peut-être, de la rougeole, il nous paraît que les maladies, dites chroniques, sont les plus susceptibles d'être transmises par voie de génération, et, notamment la siphilis, le scrophule, les dartres, l'épilepsie, la phtisie, l'émo-

phtisie, la manie, la mélancolie, les affections hytsériques et hypocondriaques,
la goutte, le rhumatisme, la gravelle et
la pierre, l'apoplexie, la paralysie qui
en est la suite, les affections squirreuses et cancéreuses, et les maladies organiques du cœur.

Pour répandre plus de jour sur les
maladies que nous regardons comme héréditaires, il reste à prouver qu'elles ont
les caractères que nous avons reconnus
aux dispositions héréditaires, c'est-à-
dire, que leur cause première, essentielle
ou prédisposante, consiste dans un certain état, organique particulier, soit, de
l'économie entière, soit, seulement d'un
organe; mais, afin de mettre plus d'ordre
dans la discussion de ce point de théorie
pratique, examinons d'abord, d'une manière générale, quelles sont les causes de
ces maladies.

On peut rapporter toutes les causes de
maladies à deux espèces; les unes qu'on
appelle *prédisposantes*, et les autres que

l'on nomme *efficientes*. On entend par les premières, un certain état organique, inné ou acquis, tel, que si des circonstances particulières viennent à agir pendant que cet état existe, les mouvemens qui avaient lieu sont troublés, arrêtés ou intervertis, et il s'établit d'autres mouvemens dont la maladie est le résultat. Les causes efficientes, sont précisément ces mêmes circonstances particulières qui favorisent le développement de cet état organique. Rendons ceci sensible par un exemple : Un homme qu'un exercice violent a mis en sueur, par cela même qu'il est en sueur, se trouve dans un état organique particulier qui le dispose à la maladie ; car, si dans ce moment, il s'expose à l'action de l'air frais, ou qu'il boive de l'eau froide, il pourra, aussitôt, être atteint d'une péripneumonie ou d'une inflammation de bas-ventre, ou d'un rhumatisme, etc. Ici l'état de sueur est la cause prédisposante, et l'action de l'air frais ou de l'eau froide est la cause efficiente. Ces deux causes doiven toujours être réunies, pour qu'il puisse se développer un état maladif. L'une sans l'autre, elles ne sauraient produire aucun effet ; de là, nous devons naturellement conclure que, lorsqu'il existe chez un individu, un état organique qui dispose à la maladie, le seul moyen de le garantir du développement de la maladie, c'est d'écarter, avec soin, les circonstances peuvent le favoriser.

Mais, ce qui est assez facile à faire dans les cas où l'état organique qui dispose à la maladie est acquis et souvent éphémère, offre de grandes difficultés, lorsqu'il s'agit d'un état organique inné, qui se prolonge avec la vie ; ici, sans doute, le meilleur moyen de garantir l'individu de la maladie, serait de faire cesser l'état organique qui l'y prédispose ; nous verrons, bientôt, quel parti avantageux on peut tirer de cette double conclusion, par rapport aux maladies héréditaires.

Ce que nous venons d'exposer relati-

vement aux causes des maladies, considérées d'une manière générale, nous conduit naturellement, à examiner ce qu'on
doit entendre par *disposition organique
à la maladie*, et si les dispositions organiques *héréditaires* existent à toutes
les époques de la vie, ou si elles ont une
existence limitée; et conséquemment, certaines époques fixes ou variables, susceptibles d'être appréciées, durant lesquelles,
seulement, ces dispositions existent.

1°. Nous entendons par *disposition
organique à la maladie*, un état particulier de l'économie entière, ou seulement de quelques organes, durant lequel,
les fonctions s'exercent de telle manière
que, si l'individu vient à se trouver placé
au milieu d'un ordre déterminé de circonstances, il se produit aussitôt un état
maladif. Dire quel est cet état, et comment en apprécier la nature intime,
c'est ce qui sera toujours impossible; mais,
dans quelques cas, on peut reconnaître
son existence à certains caractères exté-

rieurs, plus ou moins faciles à saisir. Ainsi, la disposition organique au scrophule consiste dans un état particulier de l'économie entière, qui est appréciable, parce qu'on a coutume d'appeler les caractères généraux du scrophule, tels qu'une peau très-blanche, un teint fleuri, une tête volumineuse, comparativement au reste du corps, un développement précoce des facultés intellectuelles, des lèvres grosses, les ailes du nez gonflées, les yeux tendres, et la plupart des glandes lymphatiques plus ou moins apparentes, et susceptibles de s'engorger par la moindre cause. Ainsi, la disposition organique aux maladies inflammatoires, est appréciable à une coloration vive de l'individu, à sa grande activité, à la mobilité de ses désirs, à des saignemens de nez plus ou moins fréquens, à un pouls vif et tendu; en un mot, à une certaine prédominence du système sanguin, et particulièrement du système capillaire. D'après ce qui précède, il s'ensuit donc, que les dispositions organiques à la maladie, ne sont autre chose que les causes premières essentielles, ou prédisposantes, dont nous avons parlé : conséquemment, dire qu'un individu a une disposition organique à telle ou telle maladie, c'est dire qu'il porte avec lui la cause prédisposante de cette maladie.

2°. Les dispositions organiques héréditaires existent, rarement, à toutes les époques de la vie, et leur existence a, pour l'ordinaire, une durée limitée ; car, l'expérience prouve que, quoique, dans le fait, on reçoive ces dispositions au moment de la fécondation, elles ne deviennent susceptibles de concourir à la production de l'état maladif, que lorsque les organes, qui doivent en être le siége principal, sont parvenus à un certain degré de perfection et d'activité ; et que fréquemment, elles cessent d'exister, dès que cette activité diminue, et que leur dégradation commence. Ainsi, les maladies des différens âges, c'est-à-dire, celles que l'on observe le plus ordinairement à des

âges marqués, et qui semblent, en quelque sorte, être liées avec la révolution
qui s'opère, alors, dans un certain ordre
d'organes, sont-elles les plus susceptibles
de devenir héréditaires : la raison de ce
fait est simple ; les maladies qui sont en
rapport avec l'âge de celui qui en est
attaqué, ont, nécessairement, une con-
nexion plus intime avec sa constitution,
et dépendent plus essentiellement d'une
disposition intérieure primitive ou innée.
Sthal a donc eu raison de dire : *Si pa-
rentes aliquâ œtate morbum illi œtati
congruum insigniter toleraverunt et illo
maximè tempore infantum genuerunt,
infans ille quandò illi œtati pariter ad
propinquari ipsi contiget, affectui illi
eidem familiarius atque certius expo-
situs observatur.* (de Hær. disp. ad. var.
aff.) En effet, par cela même que ces
maladies sont plus en rapport avec l'ordre
des mouvemens qui s'exécutent, à cette
époque, dans l'économie animale, elles
doivent, nécessairement, porter des im-

pressions plus profondes sur les organes qui sont le centre de ces mouvemens.

Dans l'enfance, où les systèmes lymphatiques et nerveux prédominent et jouissent d'une grande activité, où le système dermoïde, extrêmement perméable, fournit une voie facile aux dépurations ; on voit se manifester le scrophule, les affections nerveuses, et particulièrement l'épilepsie, les fièvres éruptives, spécialement la variole et la rougeole. La fréquence des convulsions et de l'épilepsie, durant cette époque de la vie, tient aussi à la faiblesse et au peu de développement du système musculaire, et surtout, au travail particulier qui se fait vers la tête, laquelle devient, en quelque sorte, le centre des mouvemens de l'organisme. C'est encore, en raison de cette disposition, que l'on voit la tête être le siége des principales dépurations qu'on observe dans l'enfance.

Avec les années, les systèmes lymphatiques et nerveux perdent de leur prédominance ; les humidités diminuent ;

le derme, en conservant de la souplesse, acquiert une certaine fermeté, et devient, conséquemment, moins perméable ; le système musculaire se développe; les muscles se dessinent, et compriment, partout, la graisse qui les baignait ; leurs contractions deviennent plus fermes, plus rapides et plus assurées ; l'époque de la puberté arrive : alors, on voit, ordinairement, cesser le scrophule, l'épilepsie, les fièvres éruptives, et les dépurations cutanées. La tendance des mouvemens, qui avait lieu vers la tête, dans le premier âge, se dirige vers les organes de la respiration, de la voix et de la génération. Le système sanguin, artériel et capillaire, devient prédominant ; les maladies inflammatoires et les hémorragies se manifestent, et comme les poumons semblent acquérir une nouvelle activité, cette action plus vive, est marquée par la fréquence des maladies de cet organe ; aussi, est-ce à cette époque de la vie que se développent les dispositions héréditaires à l'émoptisie et à la phtisie qui en sont, si souvent, la suite.

On observe, fréquemment, chez les individus qui sont attaqués de ces maladies, une conformation vicieuse de la poitrine; ils ont, en général, cette partie étroite, les épaules élevées, les omoplates saillans, le cou long et les pommettes colorées; souvent aussi, la poitrine est très-bien conformée, et la disposition héréditaire à ces maladies, ne se manifeste par aucun caractère sensible et particulier.

La phtisie, qui attaque les enfans nés de parens scrophuleux, ne se manifeste guère qu'après l'époque de la puberté, c'est-à-dire, depuis cette époque jusqu'à celle de l'âge viril; elle est, alors, le résultat de la suppuration des tubercules qui se sont formés, soit, durant les dernières années de l'enfance, lorsque la nature commençait à diriger ses mouvemens d'une manière plus spéciale vers la poitrine, soit, durant le cours de la période qui sépare l'époque de la puberté de celle de l'âge viril, période pendant laquelle, la nature continue à travailler au développement des organes de la respiration.

Quoique la tendance des mouvemens vers la poitrine, à l'époque de la puberté, coïncide avec le développement des organes de la génération, et la mue de la voix, qui prend alors un ton grave et fort, nous n'en conclurons pas, comme l'ont fait quelques auteurs, que ce changement de la voix suppose une énergie plus grande des poumons ; car, on sait parfaitement aujourd'hui, que le ton de la voix dépend, surtout, de la conformation du larynx, et que les eunuques ont, en général, une très-grande étendue et une très-grande intensité de voix, deux qualités qui supposent plus de force et de développement des poumons, que n'en exigent les tons graves. Les eunuques, dit-on, sont aussi moins sujets aux affections de la poitrine ; si ce fait est vrai, nous croyons qu'il faut en chercher la cause ailleurs que dans le défaut de développement et d'énergie des poumons, auquel les mêmes auteurs prétendent l'attribuer.

La puberté, en apportant, dans l'état physique de l'homme, des changemens aussi remarquables, entraîne, dans son état moral, une révolution plus remarquable encore. Jusqu'à cette époque, la nature semble n'avoir eu en vue que le développement physique de l'individu : toutes les facultés intellectuelles de l'enfant ne s'exercent que pour sa conservation ; partout, il ne voit que lui ; il rapporte tout à lui, et son *moi*, dont il a le sentiment, et qu'il ne connaît pas, est tout ce qui l'intéresse. Avec la puberté commence une autre existence ; les organes de la génération, restés jusqu'alors dans une sorte d'assoupissement, se réveillent ; à leur nullité, suite nécessaire de leur imperfection, succède une activité remarquable, par l'influence qu'elle exerce sur l'ensemble de l'organisation, et en particulier sur le cerveau, considéré comme organe des facultés intellectuelles. Un nouvel ordre de fonctions entraîne de nouveaux besoins, d'autres sentimens ; un nouvel ordre d'idées : pour le jeune pubère, tout change dans la nature ; les objets qui l'entourent semblent s'offrir, à ses regards, sous un nouvel aspect ; son imagination, jusque là inactive, brise ses liens, et prend son essor ; tout s'embellit, tout s'anime, tout s'agrandit sous sa brillante tonche ; elle recule jusqu'aux limites de l'univers. Au sentiment du *moi*, se joint alors une notion d'abord vague de ce même *moi*, dont il commence à apprécier l'être chez son semblable. Ce moment est celui où l'homme naît à une nouvelle vie : comme dans l'enfance, il rapportait tout à lui, après la puberté, il rapporte tout hors de lui : le sentiment de sa propre existence ne lui suffit plus ; il veut vivre dans tout ce qui l'entoure, ou plutôt, il a une telle plénitude d'existence, qu'il la déverse sur la nature entière : ici commence la vie sociale, et avec elle

naissent et se développent les passions
vives et agréables. Le jeune homme est
toujours brûlant de désirs ; de quelque
côté qu'il se dirige , il lui faut ou des
suffrages ou les caresses de l'amour. Ses
désirs , s'ils sont exaspérés , soit , par des
obstacles qui s'opposent à ce qu'il puisse
les satisfaire , soit par une excitation trop
vive du cerveau , peuvent sortir des
limites de la raison et se transformer en
délire : aussi, cette époque est celle où
se développe la manie héréditaire dont le
délire est relatif à des idées agréables.
Elle est aussi , chez les femmes , l'époque
où l'on voit se manifester les premiers
accès d'hystérie , maladie qui est essentiellement liée à l'état de l'utérus.

Dans l'âge viril, le système musculaire
prend un nouveau développement , acquiert une nouvelle force : les muscles
se dessinent avec vigueur , les articulations se dégagent , la démarche devient
ferme , assurée , audacieuse. A cet âge
aussi , l'on voit se manifester les maladies

héréditaires qui , telles que la goutte et le rhumatisme , affectent principalement le système musculaire et les articulations. ,

Comme l'abdomen, et particulièrement la région épigastrique , devient le centre des mouvemens qui doivent s'exécuter dans l'âge viril confirmé , tout , dans l'état physique et moral de l'homme , semble , alors , partir de ce centre et s'y rapporter. A cet âge , s'établissent les passions sombres et fâcheuses. La haine , la colère , la vengeance , le désir déréglé des honneurs , l'amour immodéré des richesses , la méfiance , la jalousie , les chagrins domestiques deviennent le partage de l'homme mûr, et sont souvent les funestes écueils de sa raison. A cette époque , on voit se manifester la mélancolie , l'hypocondrie et la manie héréditaires : le délire, qui constitue cette dernière maladie , différent de celui qui a lieu dans la manie héréditaire qui se développe après la puberté , est presque toujours relatif ou à des idées sombres et tristes , ou à des idées d'ambition.

Cette direction des mouvemens vers l'abdomen, est beaucoup moins marquée chez les femmes que chez les hommes. Comme, par leur propre constitution , elles semblent passer leur vie dans une longue adolescence , elles sont rarement en proie aux maladies qui attaquent l'homme dans l'âge viril confirmé. L'amour est presque la seule passion qui les conduise à la folie ; c'est la passion dominante du jeune âge , qui se prolonge chez elles , sous différentes formes , jusqu'au déclin de la vie.

La goutte attaque rarement les femmes, et n'attaque guère que les femmes fortement constituées. Les eunuques , chez qui la castration a introduit un état de faiblesse qui a empêché le développement de la force musculaire , ne sont point sujets à cette maladie. *Eunuchi non laborant podogrâ, neque calvi fiunt.* (Hypp. Ap. 28 , sect. 6). Les enfans des deux sexes en sont exempts jusqu'à l'âge de puberté, où, comme nous l'avons dit, la force locomotrice augmente beaucoup d'intensité, *puer non laborat podogrâ anti veneri usum.* (Hypp. A p. 3o, sect. 5.)

Vers la fin de l'âge viril, et dans la vieillesse, le système sanguin veineux semble devenir prédominant, par le volume qu'acquièrent les vaisseaux destinés à ramener le sang au centre de la circulation; mais ce volume est plus le produit d'une distention mécanique, que le résultat d'un véritable développement. A cette époque de la vie, où l'organisation se détériore, et arrive, plus ou moins lentement, à sa destruction complète, toute les parties molles se dessèchent peu à peu; par cela même, les vaisseaux veineux, se trouvant moins soutenus, cédent à la pression latérale du sang et se laissent distendre; les altères, elles-mêmes, deviennent plus perméables à la colonne de sang qui est poussée par le cœur. Cette disposition organique , effet naturel de l'âge, est surtout remarquable par rapport au cerveau , qui se dessèche, au point de ne plus remplir la capacité de la boîte osseuse qui le renferme : aussi pensons-nous , que c'est-là une des principales causes prédisposantes à l'apoplexie , et la raison qui rend cette maladie si fréquente dans la vieillesse ; ajoutez à cela, la tendance qu'a le sang à se diriger vers la tête , chez les hommes qui se livrent au travail du cabinet , soit par rapport à la vie sédentaire qu'ils mènent, soit par le fait même de l'excitation habituelle du cerveau , que nécessitent les opérations intellectuelles auxquelles ils se livrent , et on aura la raison pourquoi les hommes de cabinet sont si sujets à l'apoplexie. Le raptus du sang, qui a lieu vers la tête , pendant le travail de la digestion , et surtout quand on fait un usage abusif du vin et des liqueurs alkooliques, explique pourquoi les grands mangeurs , et particulièrement les ivrognes, périssent presque tous d'apoplexie, s'ils arrivent à un âge avancé.

Mais indépendamment de cette disposition organique à l'apoplexie, effet naturel de l'âge et de causes particulières éventuelles ; il en est une héréditaire qui est caractérisée, parce qu'on appelle une *constitution apoplectique;* une tête volumineuse, un visage coloré, un col court, un certain embonpoint, un pouls habituellement dur et plein, et, en général, une grande propension à la colère, sont les caractères principaux qui appartiennent à cette constitution.

Ce que nous venons de dire relativement à l'apoplexie, se trouve en tout applicable à la paralysie, qui en est une suite ordinaire. Les autres maladies héréditaires dont nous avons parlé, n'ont pas d'époques fixes pour leur développement; néanmoins, les affections squirreuses et cancéreuses, ainsi que les maladies organiques du cœur, s'observent plus fréquemment après qu'avant l'âge adulte.

4 *

Comme les plaisirs de l'amour et les affections vives de l'âme, particulièrement les affections tristes, influent puissamment sur la production de ces maladies, qui sont ordinairement longues à se développer ; il n'est pas étonnant qu'elles soient plus fréquentes dans l'âge où toutes les passions ont déjà exercé une grande influence sur l'économie.

Les affections squirreuses et cancéreuses ne se manifestent guère, chez les hommes, que dans l'âge adulte ou dans un âge avancé, et paraissent, chez les femmes, être, dans la plupart des cas, liées avec l'âge de retour. La cause de cette coïncidence est tout-à-fait inconnue.

TROISIÈME PARTIE.

Comment se forment les dispositions aux maladies héréditaires, ou en d'autres termes, comment les maladies deviennent-elles héréditaires ?

Sans doute, les premiers hommes naquirent sains, et ne furent d'abord sujets qu'à un petit nombre de maladies ; mais l'état de civilisation, en multipliant nos besoins, et nous plaçant au milieu d'un ordre très - varié de circonstances particulières capables d'exercer une grande influence sur l'organisation, a aussi multiplié nos maladies. Soumis à l'influence d'un petit nombre de causes, auxquelles l'organisation se moulait, pour ainsi dire, dès le berceau, les premiers hommes ne durent avoir que des maladies aiguës et éphémères, produites, soit par les vicissitudes rapides de l'atmosphère, soit par des causes accidentelles : par cela même que leur vie était simple et uniforme, il devait rarement s'établir, chez eux, des dispositions maladives, et celles qui se formaient, ne devaient être que passagères. Le contraire a dû avoir lieu pour l'homme civilisé. Tant de causes exercent leur influence sur son organisation, et la modifient sans cesse, que les dispositions maladives ont dû nécessairement se multiplier ; et comme la plupart de ces causes agissent d'une manière lente et continue, elles préparent des dispositions profondes qui, par leur lenteur même à se former, s'identifient, en quelque sorte, avec l'organisation, et deviennent, dès-lors, susceptibles d'être transmises par voie de génération.

. Ainsi, comme le développement d'une maladie, quelle que soit sa nature, suppose toujours l'existence d'une cause prédisposante qui, d'après ce que nous avons dit, n'est elle-même qu'une *certaine disposition organique;* il s'ensuit, que si cette disposition a été amenée par des causes physiques ou morales qui, soit, à raison de la durée de leur action, soit, à raison de leur intensité, ont agi profondément sur l'économie et en ont, en quelque sorte, modifié l'organisation, il s'ensuit, disons-nous, que cette disposition devient, pour ainsi dire, partie inhérente de l'individu, ou, si l'on aime mieux, devient une condition *harmonique* de son existence, et par conéquent, susceptible d'être transmise comme le tempérament et les idiosincraties , de toutes espèces.

De ce que les dispositions organiques aux maladies peuvent se former par un concours déterminé de circonstances particulières , il s'ensuit qu'elles n'existent point antérieurement à ce concours. Ceci nous explique pourquoi, la phtisie accidentelle , par exemple , pourra être héréditaire pour l'enfant qui sera né, soit pendant le cours de la maladie , soit même quelque temps avant son développement, lorsque la disposition organique à cette maladie existait déjà , et qu'elle n'attendait, pour se manifester, que l'action des causes occasionelles ; et pourquoi , tous les enfans qui sont nés antérieurement, n'auront rien à craindre, sous ce rapport.

Par la même raison que les disposition organiques dont il s'agit , peuvent se former par un concours particulier de circonstances , le concours d'un autre ordre de circonstances peut les détruire, une fois qu'elles sont formées ; conséquemment, une maladie qui a pu être transmise à une certaine époque de la vie, peut avoir cessé de l'être à une autre époque : ceci nous explique encore pourquoi, dans une même famille, certains enfans, héritent des maladies de leurs parens, tandis que les autres en sont exempts.

Comment concevoir la *transmission des maladies par voie de génération, ou en d'autres termes, de quelle manière peut-on croire que les dispositions organiques aux maladies se transmettent.* Cette question est essentiellement liée à la génération, et supposerait, pour être traitée avec succès, la connaissance parfaite de ce qui se passe au moment de la fécondation. La génération nous est encore inconnue dans sa nature intime ; on a créé sur cette fonction, comme nous l'avons dit, un grand nombre d'hypothèses, presque toutes plus invraisemblables les unes que les autres ; aucune, du moins, ne nous paraît satisfaisante, et ne saurait servir à expliquer le mode de transmission des maladies héréditaires.

Nous pensons, cependant, avec la plupart des physiologistes modernes, que tous les corps organisés proviennent d'un germe fécondé. Nous croyons que ce germe n'est parfait, c'est-à-dire, susceptible d'être fécondé, que lorsque l'être auquel il appartient a lui-même acquis un certain degré de perfection, et que, passé une certaine époque de la vie, les germes cessent de se produire, et ceux qui existent cessent, d'être susceptibles de fécondation.

Le germe de tout corps organisé, nous paraît devoir renfermer en lui les premiers linéamens de chacun des organes qui constituent la nature de l'être vivant auquel il appartient, mais il ne jouit que de la vie commune à toutes les parties de l'individu, tant qu'il n'a pas encore été fécondé.

Par la fécondation, il reçoit un principe qui lui imprime la force de développement, ou en d'autres termes, qui lui donne la puissance de la vie; dès-lors il devient, jusqu'à un certain point, étranger à la vie commune de l'individu, et il n'a besoin, pour jouir de sa vie particulière, que de recevoir les moyens de se développer, c'est-à-dire, de se trouver placé au milieu des conditions propres à favoriser son développement. Or, c'est de l'incubation que le germe reçoit les moyens de se développer. Ainsi, tout germe nous semble préexister à la génération; avant ce grand acte, il n'est qu'un corps organisé sans vie; après cet acte, il est un corps organisé sans vie, mais qui a en lui ce principe de vie duquel il tient la force de développement nécessaire à la vie; ce n'est qu'après l'incubation, que le germe fécondé est un être organisé et vivant. Il reçoit, de l'incubation, les moyens de vivre, comme il a reçu de la génération la puissance de la vie.

D'après cette manière d'envisager l'acte

de la génération, il nous semble facile de concevoir la transmission des maladies héréditaires ; en effet, de ce que l'individu ne devient apte à la génération, que lorsque son organisation est parvenue à un certain degré de perfection, il s'ensuit, que cette fonction suppose le concours de toutes les autres, et qu'en conséquence, les produits qu'elle élabore et fournit, doivent nécessairement porter l'empreinte de l'organisation entière, ou en d'autres termes, se ressentir de l'influence des organes qui concourent à la production et au maintient de la vie. On conçoit donc que, d'une part, le germe doit nécessairement participer à la nature organique de l'individu chez lequel il se forme, et que de l'autre, le principe vivifiant doit, par la même raison, porter en lui, le pouvoir de modifier l'état primitif du germe, de manière à lui imprimer des dispositions organiques analogues à celles qui existent chez l'individu qui a fourni ce principe.

CONCLUSION. De ce qui précède, nous devons donc conclure que les parens peuvent transmettre à leurs enfans, des dispositions organiques aux maladies, par voie de génération; que ce pouvoir appartient également au père et à la mère; mais que, néanmoins, les dispositions transmises par la mère, doivent généralement être plus fortes, à raison des rapports qu'elle conserve avec le germe fécondé, soit pendant la grossesse, que nous regardons comme le temps de l'incubation, soit après la naissance pendant l'allaitement.

QUATRIÈME PARTIE.

Moyens de prévenir la transmission des maladies héréditaires.

Nous ne connaissons que deux moyens propres à prévenir la transmission des maladies héréditaires. Celui que nous regardons comme le plus direct et le plus puissant, se tire de l'association matrimoniale. Tout le monde sait combien est grande l'influence que cette association exerce sur l'état physique et moral des enfans qui doivent en résulter. Par le fait seul de la génération, on peut, à volonté, pour ainsi dire, dégrader ou perfectionner l'organisation physique et morale de l'homme, comme l'on dégrade ou perfectionne la race des animaux domestique. Ainsi, le premier moyen à employer, pour prévenir la transmission d'une maladie héréditaire, sera de faire choix d'un individu qui, par la nature de sa constitution, se trouve dans des conditions organiques très - éloignées , ou même entièrement opposées à celles de la personne qui porte, avec elle, des dispositions à une maladie susceptible d'être transmise par voie de génération. Par exemple, une personne scrophuleuse devra s'unir à une personne d'une constitution forte et d'une fibre sèche. Le tempérament nerveux le tempérament bilieux, le bilioso-sanguin, et le nervoso-sanguin, nous paraissent les plus propres à détruire, dans l'acte même de la génération, la disposition au scrophule, qui coïncide, presque toujours, avec un tempérament lymphatique. Par la même raison , l'homme qui sera sujet à la goutte , devra s'unir à une femme faible et d'une constitution lymphatique. Celui , dans la famille , duquel la folie est héréditaire, devra s'unir à une femme qui aura un tempérament opposé à celui des personnes qui ont été atteintes de cette maladie , et qui appartiendra à une famille connue par sa tranquillité morale et le calme de ses passions. Et si lui-même, a déjà un autre tempérament, en formant l'union que nous venons d'indiquer , il sera d'autant plus sûr que ses enfans n'hériteront point de la disposition à la folie qui existe dans sa famille.

Nous n'indiquerons pas un plus grand nombre de cas particuliers ; ce que nous venons de dire , suffit pour faire voir le parti avantageux que l'on peut tirer du choix de la personne à laquelle on s'unit, dans la vue de prévenir la transmission des maladies héréditaires, de quelque nature qu'elles soient.

Le second moyen de prévenir la transmission des maladies par voie de génération, consiste à placer l'individu, et à le faire vivre au milieu d'un concours de circonstances propres à modifier sa constitution, et surtout à corriger les dispositions organiques aux maladies qu'il a pu recevoir de ses parens. On disposera à son égard des choses *préordonnées* (1), en lui faisant changer de lieu, de pays, de climat. Nous regardons la disposition des choses préordonnées, comme d'une importance d'autant plus grande, dans le cas dont il s'agit, que ces choses agissent, sans cesse, sur l'économie, et qu'elles l'influencent d'une manière générale, parce que leur action porte, pour ainsi dire, à la fois, sur l'ensemble de l'orga-

---

(1) On entend par choses *préordonnées*, celles qui, comme l'air, le climat, le sol, sont indépendantes de l'homme.

nisation. On disposera des choses *coor-données* (1) de manière à concourir au but que l'on se propose d'atteindre, en disposant des choses préordonnées, et si la situation de l'individu ne permet pas que l'on dispose de ces dernières, on emploiera les premières comme on le jugera convenable, soit pour modifier la constitution primitive de l'individu, soit pour neutraliser, au moins en partie, ce que l'action des choses préordonnées peut avoir de défavorable à cette constitution. Dans ce dernier cas, comme on le conçoit aisément, il sera bien plus difficile de corriger la disposition organique héréditaire à la maladie ; et conséquemment, d'en empêcher la transmission, que lorsqu'on peut disposer, en même temps, et des choses préordonnées, et des choses coordonnés.

---

(1) On appelle choses *coordonnées*, celles qui sont sous la dépendance de l'homme et dont il peut disposer à sa volonté ; comme l'eau, les vêtemens, les alimens, le lit, les heures du repos, du lever, du coucher, etc.

Ainsi, par exemple, le scrophuleux quittera le pays froid et humide qu'il habite, pour aller vivre dans un climat chaud, où l'air soit habituellement sec et vif; il se nourrira de viandes faites, rôties, de légumes, et de fruits sucrés et aromatiques; il usera d'assaisonne-mens excitans, de boissons vineuses, amères ou aromatiques; il habitera un appartement exposé au levant ou au midi; il se couchera de bonne heure, se levera matin, évitera le travail pro-longé du cabinet; se livrera, sans se fatiguer, aux travaux du corps, et en plein air autant qu'il sera possible; il usera des bains de mer, des bains froids de rivière, des bains aromatiques, des bains d'eaux thermales; il s'abstiendra des bains domestiques, et, dans tous les cas, il ne prolongera son séjour dans le bain, qu'autant qu'il y jouira d'une sorte de bien-être; il pratiquera à la surface du corps des frictions sèches, spiritueuses, aromatiques. Son lit ne devra être ni trop mou, ni trop dur, et toujours parfumé avec des substances aromatiques. Les affections tristes de l'âme devront être écartées avec soin, et il faudra éviter les excès en tous genres. Les vêtemens devront être chauds et légers.

CINQUIÈME PARTIE.

Moyens de corriger ou de détruire les dispositions aux maladies héréditaires.

LE germe une fois fécondé, descend des ovaires où il s'est formé, et est déposé dans l'*utérus* par les trompes de falloppe ; là se fait l'incubation ; imperceptible pendant quelques jours, il agit sur cet organe, comme une sorte de corps étranger ; par sa présence, la membrane muqueuse, qui tapisse l'intérieur de la matrice, s'enflamme, se gonfle ; ce viscère se développe ; des vaisseaux, des membranes s'organisent, se forment, soit, par le fait seul de l'espèce d'inflammation qui s'établit entre deux parties vivantes, soit, ce qui nous paraît plus probable et plus conforme à l'analogie, par le propre développement de ces parties nécessaires au travail de l'incubation, qui, formées avec le germe, doivent l'accompagner jusqu'après le temps de la grossesse.

Le fœtus, uni à sa mère par l'appareil vasculaire qui s'est implanté sur la matrice, en reçoit le sang nécessaire à son existence et à son développement. Ce rapport intime, qui s'établit entre le fœtus et sa mère, nous offre les moyens d'agir sur lui, au moment où il est le plus susceptible d'être modifié ; en conséquence, c'est donc pendant le temps de la gestation, que doit commencer l'emploi des moyens propres à corriger ou détruire les dispositions héréditaires aux maladies.

Comme le fœtus n'est point accessible d'une manière immédiate, c'est en agissant sur sa mère, que l'on parviendra à l'atteindre ; c'est en la modifiant, que l'on parviendra à le modifier, et que l'on commencera à détruire les dispositions organiques aux maladies qui lui ont été transmises dans l'acte de la génération: L'action qu'on exerce sur la mère, sera, surtout, d'une très-grande utilité, si c'est d'elle que le germe a reçu ces dispositions, ou si, les ayant reçues du père, elle a une constitution qui en favorise le développement.

Une administration sage et convenable des choses préordonnées et coordonnées, dirigée, soit, d'après la nature de la disposition organique que l'on présume avoir été transmise au fœtus, soit, d'après la constitution particulière et connue de la mère, combinée avec l'usage de quelques médicamens propres à concourir au même but; tel est le premier moyen, et peut - être, le plus puissant qui soit possible d'employer, pour détruire cette disposition. Nous ne renouvellerons point ici les exemples, afin d'éviter des longueurs et des répétitions inutiles.

Ce que nous avons indiqué, précédemment, en parlant des moyens propres à empêcher ou prévenir la transmission des maladies héréditaires, est entièrement applicable au cas qui nous occupe; et le médecin éclairé saura toujours, d'après les données générales que nous avons exposées, prescrire les mesures les plus avantageuses pour parvenir au but qu'il se propose. C'est en vain que nous chercherions à particulariser nos observations, par cela même que la nature n'offre que des individus, la science ne peut offrir que des généralités.

Une fois que l'enfant a vu le jour, il devient accessible d'une manière immédiate; à cette époque, la faiblesse et l'imperfection de ses organes, le rendent très-susceptible d'être influencé par l'action des objets qui l'entourent : l'enfant qui vient de naître, est, pour ainsi dire, une cire molle, que l'on peut pétrir à volonté; il ne s'agit donc que de savoir ce qu'il convient de faire, c'est-à-dire , de connaître les moyens que l'on doit employer , et le mode qu'il faut suivre dans leur administration.

Si c'est de sa mère que l'enfant tient la disposition héréditaire , ou si , tenant cette disposition de son père , sa mère jouit d'une constitution propre à la favoriser , on doit donner à l'enfant une nourrice d'une constitution contraire , et disposer des choses qui les entourent , de manière à changer, en quelque sorte , l'état organique primitif de son économie ; nous disons qui les entourent , parce que le lait , qui fait presque toute la nourriture du premier âge , non-seulement porte avec lui l'empreinte de la propre constitution de la nourrice , mais encore se ressent, d'une manière remarquable , du régime qu'elle suit , c'est-à-dire , de l'influence qu'exerce sur elle , tant au physique qu'au moral , toutes les choses, au milieu desquelles elle se trouve habituellement placée. Ainsi, par exemple , pour corriger la disposition au scrophule, si l'enfant a reçu cette disposition de son père, et que sa mère soit blonde et d'un tempérament lymphatique, on choisira une nourrice brune, d'une constitution sèche, et on placera, la nourrice et l'enfant, au milieu des circonstances que nous avons indiquées précédemment, comme propres à prévenir la transmission de la disposition dont il s'agit. Une fois que l'enfant sera sevré, on lui fera suivre le même régime auquel on avait soumis sa nourrice, et on le continuera jusqu'après l'âge de puberté, et plus tard encore, si on le juge convenable. On agira d'une manière analogue, et d'après les mêmes principes, pour détruire les autres dispositions héréditaires.

SIXIÈME PARTIE.

Moyens d'empêcher le développement des dispositions héréditaires aux maladies.

COMME il n'est pas toujours au pouvoir de l'art, de détruire les dispositions héréditaires, soit, parce qu'elles existent à un trop haut degré , soit, parce qu'on n'a point eu recours , d'assez bonne heure , aux moyens propres à les détruire ; ce qu'il reste de plus important à faire , c'est de prévenir le développement de la maladie.

Deux ordres de causes , avons nous dit , doivent nécessairement concourir à la production des maladies, quelle que soit leur nature ; de ces causes , les unes, que l'on nomme *prédisposantes*, ne sont autre chose qu'un certain état organique, primitif ou acquis , éphémère ou durable ; les autres , que l'on connaît sous le nom d'*occasionelles* , sont toutes les actions extérieures qui ont une influence plus ou moins marquée sur l'économie : or , lorsqu'on n'a rien fait pour détruire cet état organique , qui constitue la cause prédisposante, ou qu'il n'a pas été au pouvoir du médecin de le détruire , il est de son devoir , d'éloigner les causes occasionelles qui pourraient produire le développe-

ment de la maladie, ou, en d'autres
termes, il doit conseiller aux personnes,
qui portent avec elles le germe d'une
maladie héréditaire, de vivre au milieu
d'un ordre de circonstances qui ne puisse
favoriser, en rien, la production de cette
maladie. Ainsi, ceux qui sont disposés
au scrophule, devront vivre dans un pays
où l'air soit habituellement sec et chaud;
faire de l'exercice en plein air, ne se livrer à aucun excès capable de les affai-
blir, et suivre, en tout, un régime tonique. Les mêmes moyens serviront à prévenir la phtisie tuberculeuse, que nous
regardons comme une des formes les plus
communes, sous lesquelles l'affection
scrophuleuse se développe. Ces préceptes
sont fondés sur l'expérience : tous les
médecins savent que les nègres, chez lesquels on retrouve une partie des caractères que nous avons reconnu appartenir
aux personnes disposées au scrophule,
transportés du climat brûlant de l'Afri-
que au nord de l'Ecosse, se nourrissant

de pommes de terre , et buvant de la bièrre , deviennent rapidement en proie à la maladie scrophuleuse. Nous avons donné des soins à une femme, âgée de quarante ans, qui, quoique présentant les caractères généraux du scrophule, était parvenue à cet âge, sans avoir éprouvé le moindre symptôme qui annonçât le développement de la maladie. Cette femme quitta la Bourgogne , où elle avait vécu jusqu'alors , pour venir passer quelques mois à Paris , auprès d'une tante qui habitait un rez-de-chaussée. C'était pendant l'automne ; la température était froide , et l'air habituellement humide ; à la vie active de la campagne , succéda une vie sédentaire ; les heures du repas et la nature des alimens et de la boisson furent changés : au bout d'un mois de séjour , un abcès froid commença à se manifester sur le côté droit de la poitrine , au-dessous de la clavicule , ces abcès se multiplièrent. Les anti-scrophuleux, et les anti-scorbutiques les plus actifs furent administrés sans succès ; voyant la marche rapide de la maladie , et l'inutilité des médicamens , nous conseillâmes à la malade de retourner en Bourgogne ; mais comme elle souffrait peu , elle retarda son départ , et ne s'y détermina que lorsqu'il n'était plus temps ; elle périt quinze jours après son retour. Une jeune personne de vingt-deux ans , présentant aussi les caractères généraux du scrophule , et ayant la voix très-grêle , avait vécu à Parme , en Italie , et toujours en parfaite santé. Arrivée à Paris pendant l'été de 1813 , elle se logea rue Ticquetonne , à un premier donnant sur une cour peu aérée , mena une vie plus sédentaire , et surtout usa d'un régime beaucoup moins tonique. Sa santé , néanmoins , se soutint jusqu'à l'automne ; mais , au commencement de cette saison , une phtisie tuberculeuse se manifesta , affectant d'abord la forme d'une fièvre intermittente quotidienne , avec toux sèche , seulement durant l'accès. Rien ne put arrêter la marche de cette maladie, et la malade succomba au printemps suivant. Nous sommes persuadé que, si cette jeune personne était restée à Parme, elle ne serait point devenue phtisique ; nous sommes même, assez porté à croire, qu'elle se serait rétablie, si sa fortune avait pu lui permettre de retourner en Italie, lorsque les premiers symptômes de la maladie se sont manifestés.

Les personnes d'une constitution sèche et irritable, qui sont disposées à l'hémoptisie héréditaire, devront vivre au milieu d'un air habituellement mou, et d'une chaleur tempérée ; ne jamais prolonger la veille pendant la nuit ; ne se livrer qu'à des travaux modérés, tant de l'esprit que du corps ; éviter tous les excès, et les exercices violens qui accélèrent la circulation, et déterminent le sang à s'accumuler vers les poumons ; elles devront porter un gilet de flanelle ; pratiquer chaque jour des frictions sèches à la surface du

corps ; ne point s'exposer aux passages rapides du chaud au froid , et du froid au
chaud ; se nourrir d'alimens doux, tels que
le lait, les viandes blanches, les farineux,
les légumes et les fruits sucrés ; ne jamais
faire usage d'assaisonnemens épicés , ni
de boissons alkooliques , ou autres de nature excitante. Elles devront, en même
temps, recourir, par intervalle, aux bains
de pied , aux frictions sèches sur la surface
du corps ; elles devront, surtout, avoir
soin de se tenir les pieds chauds et le ventre libre. Il sera aussi avantageux de faire
un usage habituel de boissons mucila-
gineuses sucrées, et de prendre, de temps
en temps , quelques astringans sous forme
de pastille, ou de conserve. Si l'individu
est sujet à des évacuations sanguines, pé-
riodiques ou éventuelles, il faut avoir
soin de les entretenir, et d'y suppléer
par de petites saignées générales ou locales
lorsqu'elles se suppriment ou qu'elles
cessent de se produire.

On préviendra l'épilepsie, en donnant à

l'enfant, une nourrice d'une forteconsti-
tution, et d'un caractère peu susceptible
d'éprouver des émotions vives ; on s'at-
tachera à le fortifier par l'usage des frictions sèches et des bains froids ; on évitera, avec soin, tout ce qui pourrait le sur-
prendre et l'effrayer, ou exciter sa colère ;
on l'exposera fréquemment à un air frais.
Une fois qu'il sera sevré, et qu'il pourra
marcher, on lui fera faire, en plein air, un
exercice modéré proportionné à sa force.
Les alimens dont il se nourrira devront
être doux, succulens, et toniques. Comme
les congestions qui, dans l'enfance, ont
souvent lieu vers le cerveau, sont la prin-
cipale cause occasionelle de l'épilepsie ;
on aura soin de prévenir ces congestions,
par l'usage des bains de pied, et surtout
en tenant le ventre toujours libre, et
même, à l'imitation de la nature, en
provoquant un véritable flux diarrhéïque.
On joindra, à ce régime, l'usage de quelques toniques anti-spasmodiques, tels que
la feuille d'oranger, la valériane sauvage

les fleurs de zinc ; et , dans les cas où il s'établira quelques évacuations vers la tête , on les entretiendra avec soin. Nous pensons , avec la plupart des auteurs , que s'il n'existait aucune espèce d'évacuation vers cette partie , il serait utile d'en établir , soit , en plaçant un petit vésicatoire derrière les oreilles , soit , en faisant ouvrir un cautère à la nuque ; ces derniers moyens ont réussi à Willis , qui les a employés chez un nouveau né, appartenant à une famille dont tous les enfans périssaient dans les convulsions , dès qu'ils arrivaient à l'âge de trois mois. Nous recommandons, surtout, pour le cas dont il s'agit , l'application d'une ou deux sangsues derrière les oreilles. Tous les praticiens savent aujourd'hui de quel puissant secours est ce moyen ; mais ce que la plupart ignorent , c'est que les convulsions, chez les enfans, coïncident, presque toujours , avec des évacuations alvines vertes ; qu'ils restent sujets aux convulsions, tant que ces évacuations conservent le même caractère , et que le meilleur moyen de les prévenir , est d'obtenir le retour de ces évacuations à leur couleur jaune naturelle : pour remplir cette indication , la rhubarbe en poudre , mêlée à de l'huile , avec laquelle on fait des frictions sur le ventre deux ou trois fois par jour , et le sirop de rhubarbe simple , qu'on administre à l'intérieur , sont les moyens que l'on emploie avec le plus d'avantage ; nous pouvons même dire , avec un succès presque constant , surtout, si on y a recours de bonne heure.

. C'est en évitant , avec soin , tout ce qui peut exalter les désirs , produire des chagrins et exciter les passions ; c'est en menant une vie sobre et régulière ; en ne donnant aux facultés intellectuelles qu'un degré modéré de développement , et surtout , en donnant plus de force , par un exercice plus soutenu , à la faculté qui , de sa nature , se trouve , en quelque sorte , opposée à celle dont l'exaltation produit le délire maniaque , que l'on parvient à prévenir le développement de la manie héréditaire. Si l'individu est d'une constitution sèche, l'usage des bains et des boissons délayantes, une nourriture douce et tempérante, concourront avantageusement au même but. S'il est d'un tempérament sanguin, et qu'il soit sujet à des évacuations sanguines, il faudra avoir soin de les entretenir lorsqu'elles existent, et de les rappeler si elles venaient à se supprimer ou à s'arrêter. Dans tous les cas, on devra soigneusement éviter tout ce qui pourrait déterminer un raptus de sang vers la tête. Pour cela, on se tiendra la tête peu couverte, les pieds chauds et le ventre libre. Un régime échauffant, l'usage des liqueurs alkooliques, des boissons excitantes, et des vins généreux, déterminant toujours une excitation plus ou moins vive du cerveau, doivent, par cela même, être regardés comme propres à favoriser le développement de la manie héréditaire : en conséquence, on aura soin de s'en abstenir le plus qu'il sera possible. Les voyages sont souvent d'un grand secours dans le cas dont il s'agit ; ils sont, avec les bains domestiques , les boissons délayantes et laxatives , l'exercice à l'air libre , et l'usage d'un régime tempérant , le meilleur moyen de prévenir le développement de l'hypocondrie et de la mélancolie héréditaires.

On préviendra le développement des maladies organiques du cœur , en évitant tout ce qui peut tendre à accélérer la circulation. Tels sont les exercices violens , de quelque nature qu'ils soient , l'usage fréquent des plaisirs de l'amour , les passions vives , telles que la joie immodérée , la colère ; les passions tristes et sombres , comme la jalousie , dont l'influence sur la circulation est si grande , qu'elle double ordinairement la fréquence du pouls ; les chagrins profonds qui agissent en déterminant des spasmes plus ou violens du côté du cœur ; en provoquant des contractions tumultueuses de cet organe : si la personne est sujette à une évacuation sanguine, périodique ou irrégulière, il faudra avoir soin de maintenir cette évacuation, de la rappeler, et d'y suppléer par des saignées générales ou locales, si elle venait à se supprimer ou s'arrêter; l'usage fréquent des bains de pied animés, des boissons froides, tempérantes, et d'une nourriture douce, pourra concourir avantageusement au but que l'on se propose.

Lorsque, dans le cas dont il s'agit, comme dans ceux de manie, d'hypocondrie ou de mélancolie héréditaires, l'individu est sujet aux hémorroïdes, il faut avoir le plus grand soin de les entretenir, et même, si elles n'existent pas encore, on doit chercher à les provoquer, pour peu que la nature soit disposée à les produire.

C'est en fortifiant la constitution de la personne, si elle est faible, et la baignant souvent, si elle est d'une fibre sèche; en facilitant l'apparition des règles, et leur retour régulier, par des bains de tout le corps, par des bains de pied, par des frictions sèches sur les extrémités inférieures, par l'usage des amers, combinés avec celui des tempérans et des anti-spasmodiques ; en la nourrissant d'alimens doux et substantiels, et surtout, en écartant toute éducation morale capable d'exciter les désirs de l'amour avant l'époque assignée par la nature, que l'on parvient à prévenir le développement de l'histérie héréditaire.

L'exercice et la sobriété sont les deux meilleurs moyens connus pour prévenir le développement de la goutte héréditaire ; les mêmes moyens sont très-utiles comme préservatifs de l'apoplexie : dans les deux cas, on devra avoir soin d'entretenir les évacuations sanguines et autres qui existent, de suppléer ou rappeler celles qui existaient, de maintenir le ventre libre, et dans le cas de disposition à l'apoplexie, d'éviter avec soin le passage rapide du chaud au froid, et du froid au chaud.

Comme les affections dartreuses, héréditaires et autres, sont presque toujours le résultat ou le produit d'une certaine disposition générale de l'organisation, c'est en modifiant l'organisation entière, par un régime convenable, que l'on parvient à en prévenir le développement. Ce régime, lorsqu'on n'a pas lieu de soupçonner qu'il existe chez l'individu une disposition au scrophule, ou une affection vénérienne, doit généralement être doux et humectant, surtout, si la personne est d'une constitution sèche et irritable ; l'usage de l'eau à l'intérieur et à l'extérieur, celui des alimens doux et l'abstinence des liqueurs fortes, du vin pur, des boissons excitantes, et des assaisonnemens épicés, sont alors, les meilleurs moyens que l'on puisse employer pour prévenir le développement des affections dartreuses.

Tous les moyens que nous venons d'indiquer, comme devant former le traitement prophilactique des maladies hérédi-

taires , doivent particulièrement être mis
en usage vers l'époque où la maladie a
coutume de se manifester ; il faut alors ,
redoubler de zèle , et ne rien négliger ,
de ce que la situation de l'individu permet d faire , pour parvenir au but que
l'on s'est proposé d'atteindre.

SEPTIÈME PARTIE.

Traitement des maladies héréditaires.

Une fois que les maladies héréditaires
sont développées, elles réclament le même
traitement que si elles étaient accidentelles. On devra cependant, avoir égard
aux circonstances particulières que le caractère d'hérédité imprime à la maladie ,
et sous ce rapport , il sera toujours avantageux de faire concourir au traitement
curatif, les moyens que nous avons in-
diqués, en parlant de traitement prophilactique. Nous nous abstiendrons d'en-
trer ici dans aucun détail relativement
à cet objet , soit , afin d'éviter des ré-

pétitions inutiles , soit , pour ne pas reproduire ce que l'on peut facilement trouver , avec tous les développemens désirables , dans les ouvrages de médecine pratique , dans les nosologies et nosographies , et , surtout , dans les monographies. Nous remarquerons seulement, que le pronostic des maladies héréditaires , une fois qu'elles sont développées, doit toujours , toutes choses égales d'ailleurs , être plus fâcheux que si la maladie était accidentelle ; on en concevra facilement la raison , en se rappelant ce que nous avons dit précédemment , lorsque nous avons parlé des causes des maladies et des dispositions organiques héréditaires.

Nous devons naturellement conclure , de ce qui a été exposé dans les IVe., Ve., VIe. et VIIe. parties ; 1°. qu'il est possible de prévenir la transmission des maladies héréditaires ; 2°. que l'on peut corriger ou détruire les dispositions à ces maladies ; 3°. que lorsque ces dispositions existent, ce qu'il y a de mieux à faire, c'est d'en prévenir le développement; 4°. enfin, qu'une maladie héréditaire une fois développée, on doit la traiter comme si elle était accidentelle, en ayant égard, néanmoins, au caractère particulier qu'elle tient de l'hérédité.

FIN.

www.ingramcontent.com/pod-product-compliance
Ingram Content Group UK Ltd.
Pitfield, Milton Keynes, MK11 3LW, UK
UKHW020945140726
13695UKWH00003B/1216